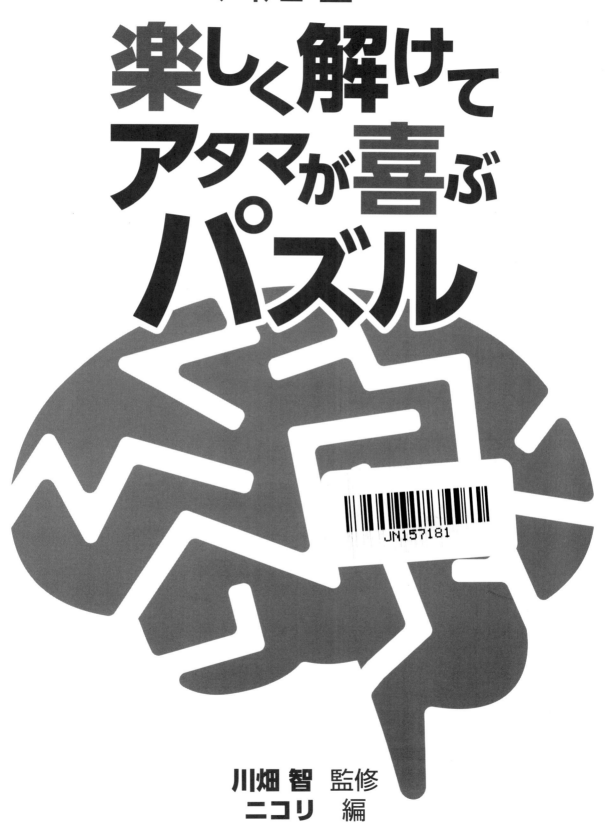

川畑 智の
楽しく解けてアタマが喜ぶパズル

川畑 智 監修
ニコリ 編

皆さん、はじめまして。
理学療法士・ブレインマネージャーの川畑智です。

　この本には、私が市町村の介護予防事業のなかで行っている認知症予防教室（脳いきいき教室）で実際に導入しているペンシルパズルを中心に載せています。認知機能に不安を感じている方、認知症のリスクが高まった方、初期の認知症の診断が出た方が6カ月〜12カ月プログラムに取り組んだ結果、教室の参加者の9割以上が認知機能を維持・改善する結果となり、認知機能に対するパズルの可能性を強く感じることができました。笑顔で楽しく、最後まで取り組んでいただけると幸いです。

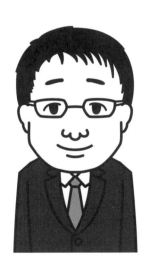

「解く」あなたへ

自分のために
この本を手に取ったならば
まずは　パラパラッと
めくってみてください

少しでも　興味を持てたら
「あなたにオススメ」の本です

ページを飛ばさずに
順序良く進めることが
ルールです

いつまでも
自分らしく暮らしたい

そんな自分の「頭の元気」を
引き出してくれる本です

「サポート」するあなたへ

自分以外の誰かのために
この本を手に取ったならば
一緒に解いて喜んでいる
相手の顔を想像してください

寄り添いながら
わずかなことでも
褒めることがルールです

本人の「やる気」を引き出し
「不安の解消」と「自信の回復」
に
「役立つ本」になるでしょう

川畑智

川畑 智の
楽しく解けて
アタマが喜ぶ
パズル

目　次

第1章 「言葉さがし」
解き方……………6
問題………………8
効果について………28

第2章 「四角に切れ」
解き方……………30
問題………………32
効果について………48

第3章 「覚えて縦読み」
解き方……………50
問題………………53
効果について………71

第4章 「ペアさがし」
解き方……………74
問題………………76
効果について………92

第5章 「しろくろつなぎ」
解き方……………94
問題………………96
効果について……112

認知症について…113
答え………………116

第1章 言葉さがし
「頭頂葉」の巻

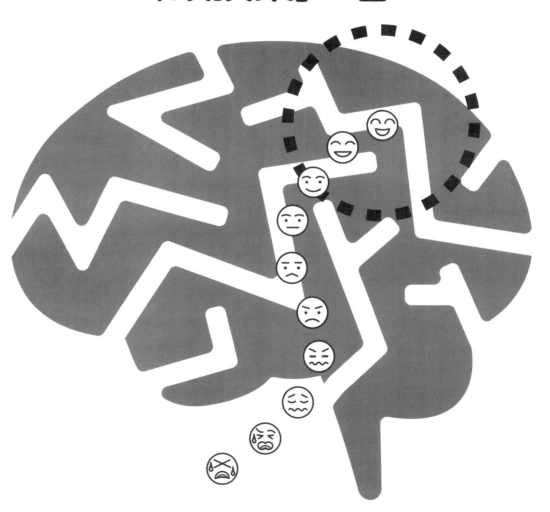

「言葉さがし」の解き方

ワクの中から、リストにある言葉をすべて探すパズルです。
探す言葉は、→←↑↓ ↗↘↖↙ の8方向のどれかで、
一直線に読めるように入っています。
途中で曲がらず、一方向だけに拾ってください。
「下から上」や「右下から左上」のように、
普段は見慣れない方向にも入っていますよ。

例題 一直線に読める「文房具」を探しましょう。

が	ん	お	り	が	み
ば	よ	わ	ぺ	び	ぴ
ん	れ	う	ん	よ	ん
ご	く	せ	し	う	せ
ま	ん	ね	ん	ひ	つ
る	い	あ	ふ	む	と

リスト

いんく（インク）
おりがみ（折り紙）
がばん（画板）
がびょう（画鋲）
がようし（画用紙）
くれよん（クレヨン）
ぴんせっと（ピンセット）
びんせん（便箋）
ふぁいる（ファイル）
ぺん（ペン）
まんねんひつ（万年筆）

すべて探すと、いくつか使われない文字が残ります。残った文字を上から順に読んでできる言葉は何でしょう？

このパズルでは、小さい文字（ぁ・っ・ゃ・ゅ・ょ、など）は大きい文字（あ・つ・や・ゆ・よ、など）で探してください。
左上の「がばん」と「がようし」のように、1つの文字を複数の言葉が使うこともあります。

答え

残った文字でできたのは「わごむ（輪ゴム）」でした。

解き方は同じですがこちらは、同じ言葉を何個も探す問題です。

例題 一直線に読める「さくら」を10個探しましょう。
タテに2個、ヨコに3個、ナナメに5個隠れています。

さ	く	さ	く	く	ら
く	く	ら	さ	く	ら
ら	ら	ら	く	ら	さ
ら	ら	く	さ	く	く
さ	く	さ	ら	く	く
ら	く	さ	ら	ら	ら

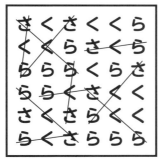

答え

　こちらも同じく、1つの文字を、複数回使うこともあります。
　タテヨコナナメの8方向、いろんな方向に隠れていますよ。

次のページから問題が始まります。最初の2問は
ヒントつきです。リストがあるタイプと、ないタ
イプの問題が2問ずつ出てきます。

言葉さがしの効果について→P.28
言葉さがしの答え→P.116

いっしょに解く
言葉さがし 1

一直線に読める「乗り物」を探しましょう。
下から上や、右から左に読むものに気をつけましょう。
1つだけ見つけて、消してあります。

じ	て	ん	し	や	い
ん	う	ゆ	き	き	く
り	そ	か	か	つ	き
き	ふ	ん	ら	え	う
し	し	と	う	だ	こ
や	か	た	ぶ	ね	ひ

リスト

きかんしゃ（機関車）
ききゅう（気球）
じてんしゃ（自転車）
じんりきしゃ（人力車）
そり
たうえき（田植え機）
ひこうき（飛行機）
とらっく（トラック）
やかたぶね（屋形船）
~~りふと~~（リフト）

すべて探すと、いくつか使われない文字が残ります。
残った文字を上から順に読んでできる言葉は何でしょう？

解けた今の気分に、○をしましょう。

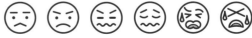

解けた日 　月　　日

いっしょに解く
言葉さがし 2

一直線に読める「ゆきどけ」を10個探しましょう。
タテに3個、ヨコに3個、ナナメに4個隠れています。
（おまけで「ゆどうふ」もどこかに隠れています）
1つだけ見つけて、消してあります。

```
き ゆ き ゆ け ど き ゆ
ゆ き ど ゆ き ゆ け き
き ゆ ど き ゆ ど き ゆ
ど ど け ど き ゆ け け
け き ゆ ゆ ど う ふ け
き ゆ き ど け け ど ど
ゆ ど き け ゆ き か き
け ゆ ど け ゆ け き ゆ
```

解けた今の気分に、○をしましょう。

解けた日　　月　　日

楽しく解ける
言葉さがし 3

一直線に読める「麺料理」を探しましょう。

な	ぽ	り	た	ん	め	い	れ
べ	し	ん	め	ん	た	ん	た
や	む	し	め	ざ	る	そ	ば
き	き	ち	ゃ	ん	ぽ	ん	そ
う	ま	か	き	ほ	た	そ	こ
ど	だ	ら	そ	こ	う	ん	ん
ん	お	そ	ば	め	む	と	わ
ぎ	ん	ば	ん	な	も	か	う

すべて探すと、いくつか使われない文字が残ります。
残った文字を上から順に読んでできる言葉は何でしょう？

リスト

おだまきむし(小田巻蒸し)
かもなんばん(鴨南蛮)
きしめん
ざるそば
そうめん
たんたんめん(担々麺)
ちからそば
ちゃんぽん
なべやきうどん(鍋焼きうどん)
なぽりたん(ナポリタン)
ほうとう
やきそば
れいめん(冷麺)
わんこそば
わんたんめん(ワンタン麺)

解けた今の気分に、○をしましょう。

解けた日　　月　　日

アタマ喜ぶ
言葉さがし 4

一直線に読める「日本の山」を探しましょう。

ん	ん	さ	い	だ	ん	ば
あ	さ	ま	や	ま	ざ	ふ
り	ぎ	き	や	じ	お	ぼ	あ
あ	な	か	わ	ん	う	そ	ま
け	な	ん	た	い	さ	ん	ぎ
や	だ	け	さ	ん	ん	さ	さ
ま	さ	け	つ	く	ば	さ	ん
ん	ん	ま	や	た	は	き	ま

すべて探すと、いくつか使われない文字が残ります。
残った文字を上から順に読んでできる言葉は何でしょう？

リスト

あさまやま（浅間山）
あそさん（阿蘇山）
あまぎさん（天城山）
ありあけやま（有明山）
いわきさん（岩木山）
おんたけさん（御嶽山）
ざおうさん（蔵王山）
そぼさん（祖母山）
つくばさん（筑波山）
なかやま（中山）
なぎさん（那岐山）
なんたいさん（男体山）
はくさん（白山）
ばんだいさん（磐梯山）
まきはたやま（巻機山）
やけだけ（焼岳）

解けた今の気分に、○をしましょう。

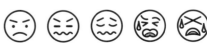

解けた日　　　　月　　日

楽しく解ける
言葉さがし 5

一直線に読める「かきごおり」を8個探しましょう。
タテに3個、ヨコに3個、ナナメに2個隠れています。
（おまけで「おにぎり」もどこかに隠れています）

か	き	ご	お	り	ご	り	か
ご	き	か	お	き	か	お	き
か	か	ご	か	か	り	に	ご
お	き	お	り	き	お	ぎ	お
か	ご	ご	か	ご	ご	り	り
り	お	ご	き	か	き	お	か
き	り	き	り	ご	か	き	り
ご	か	か	き	ご	お	り	か

解けた今の気分に、○をしましょう。

解けた日　　月　　日

アタマ喜ぶ
言葉さがし 6

一直線に読める「なつまつり」を9個探しましょう。
タテに3個、ヨコに3個、ナナメに3個隠れています。
（おまけで「まなつび」もどこかに隠れています）

ま	り	つ	ま	つ	な	り	な
な	り	な	な	ま	な	つ	び	つ
な	つ	つ	な	ま	り	な	り
り	つ	ま	つ	な	り	つ	つ
つ	ま	な	つ	つ	ま	ま	ま
ま	ま	つ	ま	な	な	つ	つ
つ	な	つ	な	つ	り	り	な
な	な	つ	ま	つ	り	な	つ

解けた今の気分に、○をしましょう。

解けた日　　月　　日

楽しく解ける
言葉さがし 7

一直線に読める「スポーツ」を探しましょう。

カ	ト	グ	サ	ー	フ	イ	ン
シ	ラ	ス	ン	ト	ル	ケ	ス
ヤ	イ	テ	ン	リ	ゴ	モ	キ
ゲ	ア	ウ	ヨ	リ	ウ	ユ	ジ
キ	ス	ニ	テ	ヤ	イ	ボ	ユ
ー	ロ	ホ	ウ	ヨ	キ	ケ	ウ
サ	ン	ダ	ン	ト	ビ	ユ	ド
ウ	ソ	イ	タ	ツ	キ	ユ	ウ

すべて探すと、いくつか使われない文字が残ります。
残った文字を上から順に読んでできる言葉は何でしょう？

リスト

カラテ（空手）
キョウホ（競歩）
ケイリン
ゴルフ
サーフィン
サンダントビ（三段跳び）
シャゲキ（射撃）
ジュウドウ（柔道）
ジュウリョウアゲ（重量挙げ）
スケルトン
スモウ（相撲）
タイソウ（体操）
タッキュウ（卓球）
テニス
トライアスロン
ボウリング
ヤキュウ（野球）

解けた今の気分に、○をしましょう。

解けた日　　　月　　日

アタマ喜ぶ
言葉さがし 8

一直線に読める「二十四節気」を探しましょう。

り	り	げ	し	ゆ	ん	ぶ	ん
い	つ	せ	う	よ	し	か	じ
こ	し	か	ん	ろ	う	う	ち
く	ゆ	ね	り	よ	と	す	ぼ
う	う	つ	し	つ	ち	い	け
こ	と	よ	せ	よ	し	い	た
う	し	い	ん	ぶ	う	ゆ	し
そ	た	ん	し	よ	う	ま	ん

すべて探すと、いくつか使われない文字が残ります。
残った文字を上から順に読んでできる言葉は何でしょう？

りっしゅん（立春）
うすい（雨水）
けいちつ（啓蟄）
しゅんぶん（春分）
こくう（穀雨）
りっか（立夏）
しょうまん（小満）
ぼうしゅ（芒種）
げし（夏至）
たいしょ（大暑）
りっしゅう（立秋）
しょしょ（処暑）
しゅうぶん（秋分）
かんろ（寒露）
そうこう（霜降）
りっとう（立冬）
しょうせつ（小雪）
たいせつ（大雪）
とうじ（冬至）
しょうかん（小寒）

解けた今の気分に、○をしましょう。

解けた日　　　月　　日

楽しく解ける
言葉さがし 9

一直線に読める「すずむし」を13個探しましょう。
タテに5個、ヨコに2個、ナナメに6個隠れています。
（おまけで「すずしい」もどこかに隠れています）

し	む	ず	す	む	す	い	す
す	し	ず	す	む	し	ず	す
む	む	す	し	ず	む	し	ず
し	す	む	す	し	む	す	む
す	ず	し	ず	ず	ず	し	し
す	む	む	む	む	す	む	む
ず	し	ず	し	む	ず	す	ず
し	む	す	し	す	ず	む	す

解けた今の気分に、○をしましょう。

解けた日　　　月　　日

アタマ喜ぶ
言葉さがし 10

一直線に読める「あきなす」と「ぎんなん」を6個ずつ探しましょう。
どちらもタテに2個、ヨコに2個、ナナメに2個隠れています。

す	あ	ん	な	ん	ぎ	な	あ
な	ぎ	ぎ	す	ん	ん	す	き
き	あ	ん	ん	あ	な	ぎ	な
あ	き	な	す	ぎ	ん	ん	す
ぎ	ん	ん	す	な	あ	な	ぎ
ぎ	な	な	あ	き	す	あ	す
す	き	き	な	す	な	き	あ
あ	き	す	ぎ	ん	な	ん	あ

解けた今の気分に、〇をしましょう。

解けた日　　月　　日

楽しく解ける
言葉さがし 11

一直線に読める「虫の名前」を探しましょう。

フ	カ	メ	ム	シ	モ	ウ	カ
キ	ウ	ミ	ノ	ン	ロ	マ	ブ
テ	リ	セ	キ	ゴ	キ	オ	ト
ン	ウ	チ	ン	リ	サ	イ	ム
ト	ヨ	ゲ	バ	ム	ム	ギ	シ
ウ	ミ	リ	シ	メ	シ	シ	ム
ム	ン	シ	マ	ス	ズ	ミ	ツ
シ	ハ	ス	シ	ム	ズ	ス	マ

すべて探すと、いくつか使われない文字が残ります。
残った文字を上から順に読んでできる言葉は何でしょう？

リスト

ウマオイ
オサムシ
カブトムシ
カマキリ
カミキリムシ
カメムシ
ゲンゴロウ
スズムシ
スズメバチ
テントウムシ
ノミ
ハンミョウ
フウセンムシ
マツムシ
ミズスマシ
モンキチョウ

解けた今の気分に、○をしましょう。

解けた日　　月　　日

アタマ喜ぶ
言葉さがし 12

一直線に読める「世界の首都」を探しましょう。

ペ	ウ	エ	リ	ン	ト	ン	ザ
キ	ア	ポ	ピ	マ	ツ	リ	グ
ン	リ	ブ	ダ	コ	カ	タ	レ
ト	カ	ツ	ダ	マ	ス	ナ	ブ
ス	ニ	ラ	ナ	ビ	マ	ラ	カ
グ	ニ	グ	カ	イ	ラ	イ	レ
ン	ア	ユ	オ	ス	ロ	テ	ス
キ	ン	ヤ	チ	ン	エ	ビ	ト

すべて探すと、いくつか使われない文字が残ります。
残った文字を上から順に読んでできる言葉は何でしょう？

リスト

アブダビ（アラブ首長国連邦）
ウェリントン（ニュージーランド）
オスロ（ノルウェー）
カイロ（エジプト）
カラカス（ベネズエラ）
キングストン（ジャマイカ）
ザグレブ（クロアチア）
スコピエ（マケドニア）
ダッカ（バングラデシュ）
ダブリン（アイルランド）
タリン（エストニア）
チュニス（チュニジア）
ティラナ（アルバニア）
トリポリ（リビア）
ナイロビ（ケニア）
ビエンチャン（ラオス）
ブカレスト（ルーマニア）
ペキン（中国）
マスカット（オマーン）
マナグア（ニカラグア）

解けた今の気分に、○をしましょう。

解けた日　　月　　日

楽しく解ける
言葉さがし 13

一直線に読める「しもばしら」を10個探しましょう。
タテに3個、ヨコに2個、ナナメに5個隠れています。
（おまけで「しばらく」もどこかに隠れています）

し	し	も	ば	し	ら	し	ら
ら	も	し	ら	し	ば	も	し
ば	し	ば	も	も	し	ら	ば
も	ら	ば	し	ら	し	し	も
し	し	し	も	も	ら	ば	し
ら	ば	も	ば	し	ば	も	ら
し	ら	し	し	も	ら	し	ば
も	ら	く	ら	ば	し	も	ら

解けた今の気分に、○をしましょう。

解けた日　　月　　日

アタマ喜ぶ
言葉さがし 14

一直線に読める「だいこん」と「だんぼう」を6個ずつ探しましょう。
どちらもタテに2個、ヨコに2個、ナナメに2個隠れています。

だ	う	ぼ	ん	だ	い	ぼ	う
い	ん	ぼ	こ	だ	だ	こ	ん
だ	う	ぼ	ん	こ	い	だ	こ
い	ぼ	だ	ん	だ	こ	う	い
こ	ん	ぼ	だ	こ	だ	ぼ	だ
ん	だ	い	こ	ん	い	ん	い
だ	こ	ん	ぼ	い	ん	だ	だ
ん	だ	う	だ	だ	ん	ぼ	う

解けた今の気分に、○をしましょう。

解けた日　　　月　　日

「言葉さがし」の効果について

いかがでしたか？

さまざまな方向に文字を読む・探す
「言葉さがし」は、
あたまのてっぺん付近「頭頂葉」の
領域の活性化が期待できる
ペンシルパズルです。

日常生活の中では
新聞や本、チラシやポスターなど
文字を見る・読む機会が多くあります。

このような「文字社会」のなかで、
自分が必要とする有益な情報を得ることは
上手く生活するために欠かせません。

いつまでも読み・書きは上手で
ありたいものですね。

「頭頂葉」の役割

頭頂葉は、空間認識や読み書き・計算処理を司る領域です。距離感や奥行きなどの感覚、高低差の感覚などに大きく関与しています。この他、書字動作（字を書くこと）や計算処理にも大きく関与しています。

第2章
四角に切れ
「頭頂葉」の巻

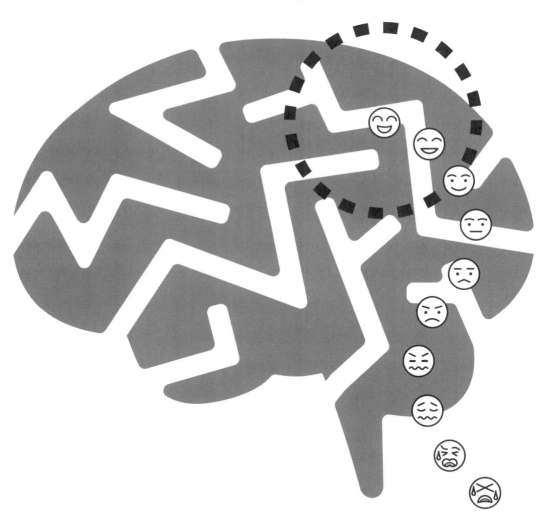

「四角に切れ」の解き方

ワクを四角く区切って、
書いてある数字と同じマスの部屋を作るパズルです。
部屋を区切る線はかならず点線に沿って引いてください。
四角の中には、数字が1つずつ入ります。

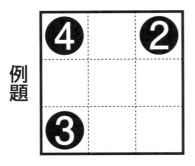

タテ3マス、ヨコ3マスの大部屋に、4名様、3名様、2名様用の小部屋を作ると考えてみましょう。部屋はあくまでも「四角」に作ってください。

「四角」というのは、長方形と正方形のどちらかです。

たとえば、
❹は長方形と正方形があります。

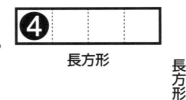

❷は長方形だけですね。

下のような形は、長方形でも正方形でもないので×です。

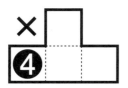 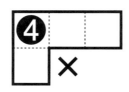 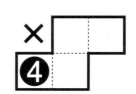

2名様の部屋(❷)は、部屋を縦長に作るか横長にするか、最初は確定しません。確定しないところは後回し。❹を長方形の部屋にするとほかの数字にぶつかってしまうので、正方形の部屋に確定します。(❹の部屋であることを強調するため、各マスに4を書いてます)

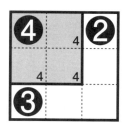

　3名様の部屋(❸)は横長にするしかないですね。

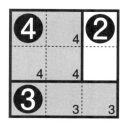

　最後に2名様の部屋を決めて、すべての部屋ができました。

答え

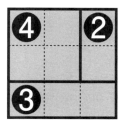

　次のページから問題が始まります。最初の2問はヒントつきです。左側のページより、右側のページのほうが少し難しいかもしれませんが、がんばりましょう！

四角に切れの効果について→P.48
四角に切れの答え→P.118

いっしょに解く
四角に切れ 1

最初の2問はポイントを説明しつつ、
いっしょに解いていきましょう。

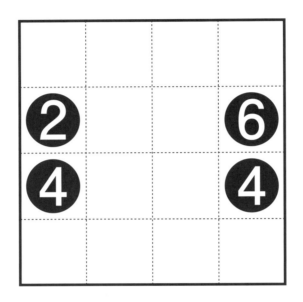

　1通りに決まるところから確実に決めましょう。
まずいちばん大きい❻を決めます。四角い部屋の
作り方は1通りです。

いっしょに解く

❻は右のようにしかなりませんね。こうなると❷の部屋は上にしか作る場所がなくなりました。

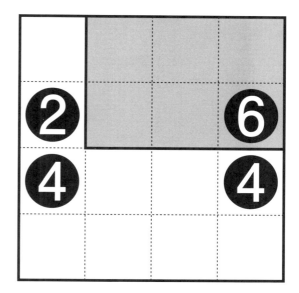

あとは下の❹ですが、細長い部屋にすると、うまく行きませんね。うまく囲んで完成です。

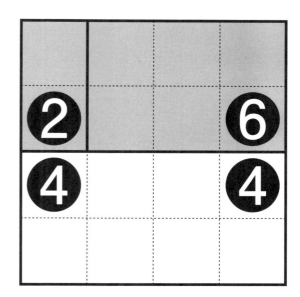

解けた今の気分に、○をしましょう。

解けた日　　月　　日

いっしょに解く
四角に切れ 2

最初の2問はポイントを説明しつつ、
いっしょに解いていきましょう。

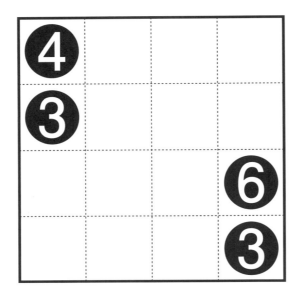

　今度は、大きい数字❻の部屋は決まりません。
左上の❹に注目すると、すぐ下の❸がジャマして
いるので決めることができます。

いっしょに解く

このように作るしかありません。このとき右下の❸も、上の❻がジャマしているので、1通りに決めることができます。

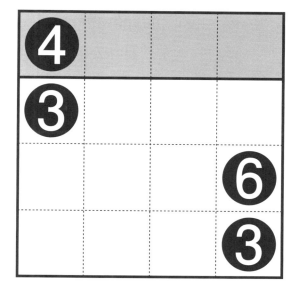

あとは残りの❸と❻。最初は決められなかった❻ですが、今は1通りに決まります。この部屋を決めたら完成です。

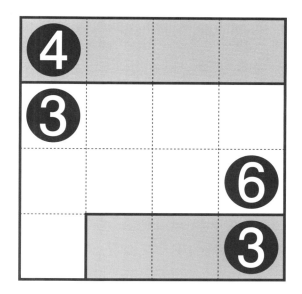

解けた今の気分に、○をしましょう。

解けた日　　月　　日

楽しく解ける
四角に切れ 3

いちばん大きい数字、❾がヒントです。
❸も1通りに決まります。

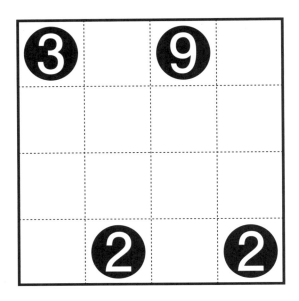

解けた今の気分に、○をしましょう。

解けた日　　月　　日

アタマ喜ぶ
四角に切れ 4

大きい数字、❻に注目。
左端の❹はどうなるでしょう？

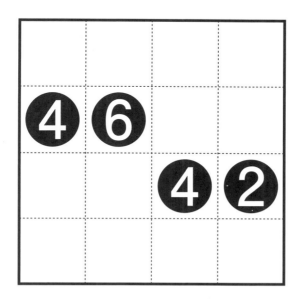

解けた今の気分に、○をしましょう。

解けた日　　　月　　日

楽しく解ける
四角に切れ 5

**ワクが少し大きくなりました。
❽や隅の数字が入り口です。**

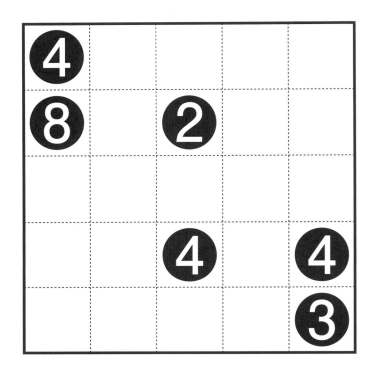

解けた今の気分に、○をしましょう。

解けた日　　月　　日

アタマ喜ぶ
四角に切れ 6

大きい数字から解けていきます。
大きい数字は2つあります。

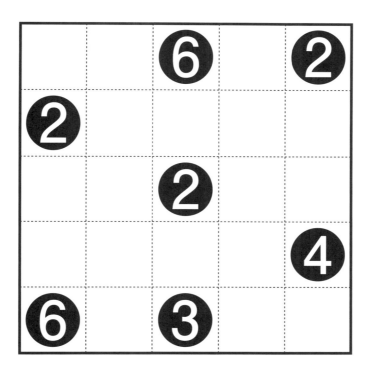

解けた今の気分に、○をしましょう。

解けた日　　月　　日

楽しく解ける
四角に切れ 7

またワクが大きくなりました。
端っこにある数字がヒントです。

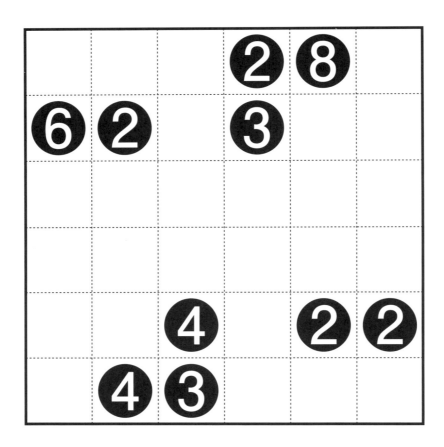

解けた今の気分に、○をしましょう。

解けた日　　月　　日

アタマ喜ぶ
四角に切れ 8

❽が大きなヒントです。
確実に決まるところから先に入れましょう。

解けた今の気分に、○をしましょう。

解けた日　　月　　日

楽しく解ける
四角に切れ 9

だいぶワクが大きくなってきました。
❾に注目してみましょう。

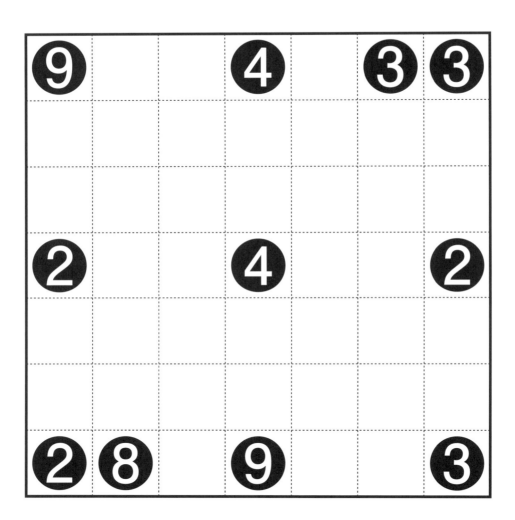

解けた今の気分に、○をしましょう。

解けた日　| 月　日 |

アタマ喜ぶ
四角に切れ 10

10番まで来ましたね。
上段や下段にヒントがあります。

解けた今の気分に、○をしましょう。

解けた日　　月　　日

楽しく解ける
四角に切れ 11

ここでも大きな数字に注目。
でも、隅にも手がかりがあります。

解けた今の気分に、○をしましょう。

解けた日　月　日

アタマ喜ぶ
四角に切れ 12

もうあと3問です。
決まらないところは後回ししましょう。

解けた今の気分に、〇をしましょう。

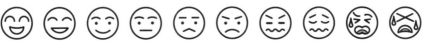

解けた日　　月　　日

楽しく解ける 四角に切れ 13

最後の2問はチャレンジ問題です。
これまでの考え方を使って攻略してしまいましょう。

解けた今の気分に、○をしましょう。

解けた日　　月　　日

アタマ喜ぶ
四角に切れ 14

隅や大きい数字に注目です。
決まるところから確実に。

解けた今の気分に、○をしましょう。

解けた日　　月　　日

「四角に切れ」の効果について

いかがでしたか？

「四角に切れ」は、
空間認識と計算処理を組み合わせたもので
あたまのてっぺん付近「頭頂葉」の
領域の活性化が期待できる
ペンシルパズルです。

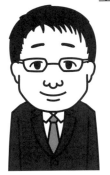

日常生活の中では
部屋の片付けや押入れの収納など
パズルのように上手く組み合わせる
場面が多くあります。

部屋の整理整頓を上手に行い、
いつまでも過ごしやすい生活空間で
過ごしたいものですね。

「頭頂葉」の元気度チェック

下のチェックリストの中で1つ以上チェックが入れば、頭頂葉の元気が低下しているかもしれません。日記や書道、楽しく取り組めるパズルや、複数人でのウォーキングがオススメです。

「頭頂葉」チェックリスト10

- ☐ 車をまっすぐに駐車することが苦手になった。
- ☐ 最近、前後左右の車と接触事故を起こした。
- ☐ 車を運転していて、白線や中央線に寄ってしまう。
- ☐ 最近、字を書くことが面倒になってきた。
- ☐ 字を書いても、バランス良く書けなくなった。
- ☐ 書類への必要事項の記入は、他の人に任せている。
- ☐ カレンダーへの予定の記入をやめた。
- ☐ 日記や年賀状を書かなくなった。
- ☐ 計算がおっくうになってきたように感じる。
- ☐ 小銭を混ぜず、お札だけでの支払いが増えた。

第3章
覚えて縦読み
「海馬」の巻

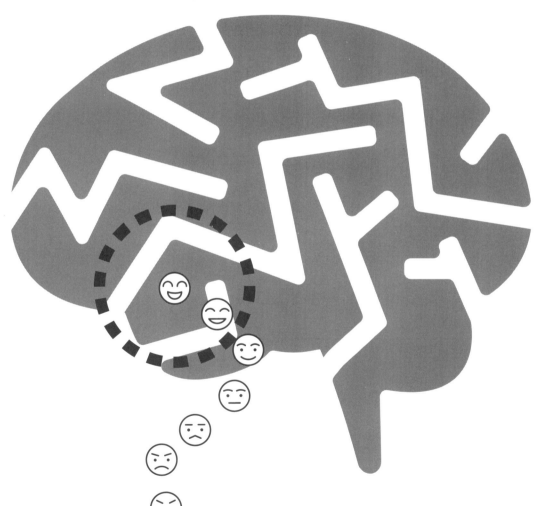

「覚えて縦読み」の解き方

ある単語を覚えたうえで次のページにある単語と組み合わせ、あるテーマに沿った別の言葉を見つけるパズルです。
右のページ（P.51）と、さらにめくった次のページ（P.52）の例題でやりかたを説明しますね。

まず、この本の右側のページにある単語を覚えてください。この例題では「あな」を覚えるということですね。覚えたらページをめくって、次のページにある空欄の中に、今覚えた単語を思い浮かべましょう。書かずに、イメージするだけです。

例題
下の言葉を覚えたら、ページをめくってください。

あ な

1つ前のページで覚えた言葉を空欄に思い浮かべましょう。
タテに読むと「虫の名前」が１つ出ます。何が出ましたか？

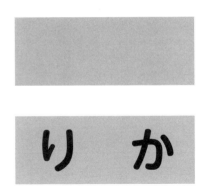

前のページで覚えた「あな」を上の空欄に思い浮かべてタテに読むと

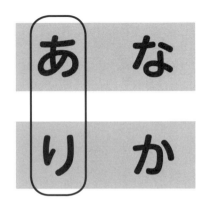

となって、虫の名前「あり」が現れました。これが答えです。

まず右ページで単語を覚える
⬇
覚えたらページをめくる
⬇
空欄の中に覚えた単語を思い浮かべる
⬇
タテに読み、指定されたテーマの言葉を探す

どの問題も、この順番で解いていきます。問題が進むと、
同時に複数の単語を覚えることになったり、現れる言葉が
多くなったりして難しくなります。がんばりましょう！

覚えて縦読みの効果について→P.71
覚えて縦読みの答え→P.120

アタマ喜ぶ
覚えて縦読み 1

下の言葉を覚えたら、ページをめくってください。

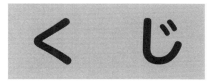

1つ前のページで覚えた言葉を空欄に思い浮かべましょう。
タテに読むと「動物の名前」が1つ出ます。

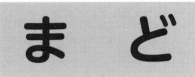

コタエ
_____

解けた今の気分に、○をしましょう。

解けた日　　月　　日

アタマ喜ぶ
覚えて縦読み 2

下の言葉を覚えたら、ページをめくってください。

かくご

1つ前のページで覚えた言葉を空欄に思い浮かべましょう。
タテに読むと「木の実の名前」が２つ出ます。

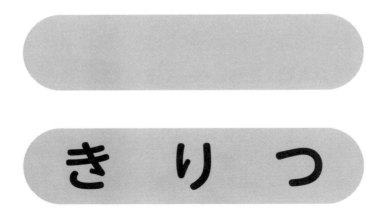

コタエ
_____

解けた今の気分に、○をしましょう。

解けた日　　月　　日

アタマ喜ぶ

覚えて縦読み 3

下の2つの言葉を覚えたら、ページをめくってください。

さび

なぞ

1つ前のページで覚えた言葉を上から順に空欄に思い浮かべましょう。
タテに読むと「動物の名前」が2つ出ます。

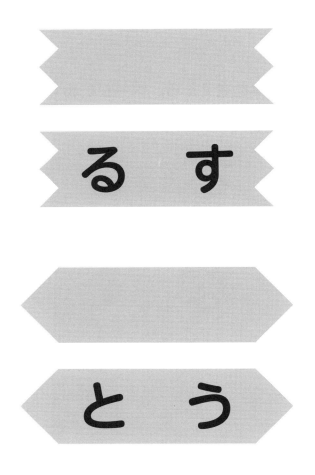

コタエ
_____

解けた今の気分に、○をしましょう。

解けた日　　月　日

アタマ喜ぶ
覚えて縦読み 4

下の2つの言葉を覚えたら、ページをめくってください。

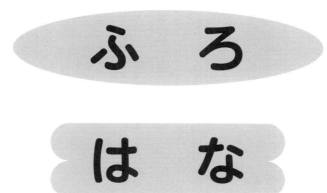

1つ前のページで覚えた言葉を上から順に空欄に思い浮かべましょう。
タテに読むと「1ケタの数字」が2つ出ます。

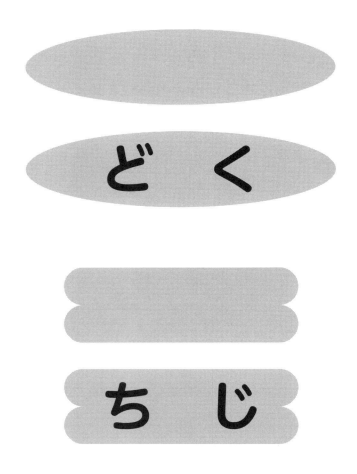

コタエ _____

解けた今の気分に、○をしましょう。

解けた日 　月　　日

アタマ喜ぶ
覚えて縦読み 5

下の2つの言葉を覚えたら、ページをめくってください。

ちらし

つぎめ

1つ前のページで覚えた言葉を上から順に空欄に思い浮かべましょう。
タテに読むと「県の名前」が3つ出ます。

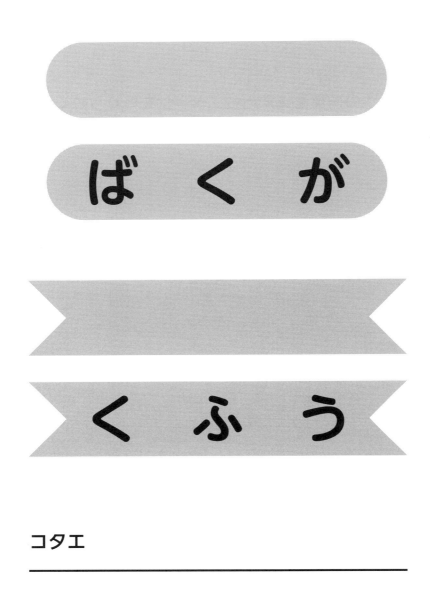

コタエ
_____

解けた今の気分に、○をしましょう。

解けた日　　月　日

アタマ喜ぶ
覚えて縦読み 6

下の3つの言葉を覚えたら、ページをめくってください。

あか

えさ

ふじ

1つ前のページで覚えた言葉を上から順に空欄に思い浮かべましょう。
タテに読むと「魚の名前」が3つ出ます。

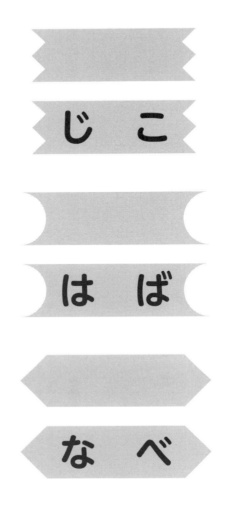

コタエ _____

解けた今の気分に、○をしましょう。

解けた日　　月　　日

アタマ喜ぶ
覚えて縦読み 7

下の３つの言葉を覚えたら、ページをめくってください。

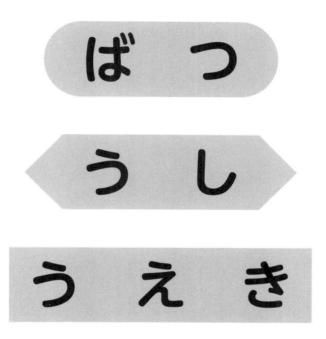

1つ前のページで覚えた言葉を上から順に空欄に思い浮かべましょう。
タテに読むと「花の名前」が3つ出ます。

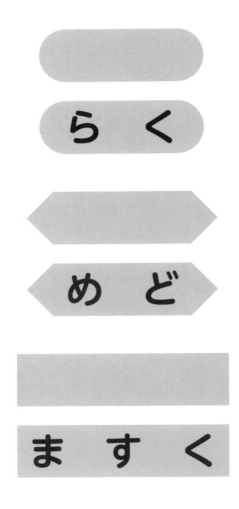

コタエ
_____

解けた今の気分に、○をしましょう。

解けた日　　月　　日

アタマ喜ぶ
覚えて縦読み 8

下の3つの言葉を覚えたら、ページをめくってください。

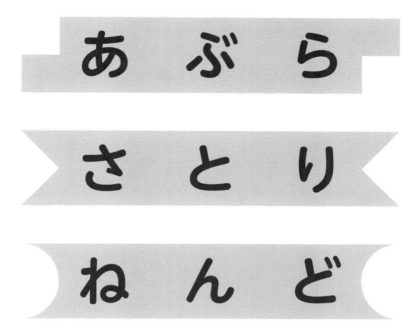

あぶら

さとり

ねんど

1つ前のページで覚えた言葉を上から順に空欄に思い浮かべましょう。
タテに読むと「動物の名前」が4つ出ます。

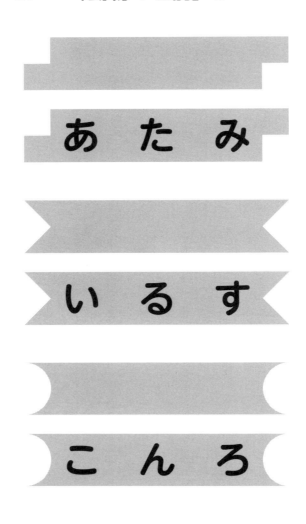

あ　た　み

い　る　す

こ　ん　ろ

コタエ
_____

解けた今の気分に、○をしましょう。

解けた日　　月　　日

アタマ喜ぶ
覚えて縦読み 9

下の4つの言葉を覚えたら、ページをめくってください。

わな

びん

きもの

おかゆ

1つ前のページで覚えた言葉を上から順に空欄に思い浮かべましょう。
タテに読むと「果物の名前」が4つ出ます。

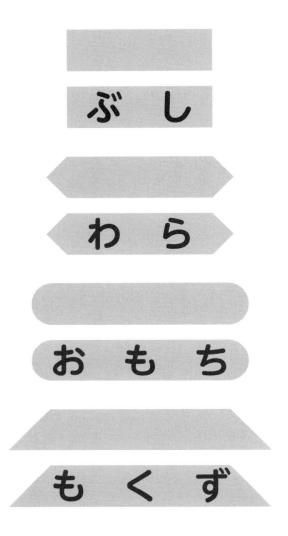

コタエ
_____

解けた今の気分に、○をしましょう。

解けた日

アタマ喜ぶ
覚えて縦読み 10

下の2つの言葉を覚えたら、ページをめくってください。

たいない

ちょうさ

「覚えて縦読み」の効果について

いかがでしたか？
「覚えて縦読み」は、
すぐ覚える、覚え続ける、思い出す、
に着目したパズルで
あたまの横から少し中へ入り込んだ「海馬」の
領域の活性化が期待できる
ペンシルパズルです。

日常生活の中で
アレ、コレ、ソレなどの『物（もの）忘れ』や、
アノヒト、アソコノヒトなどの『者（もの）忘れ』が
出てきたな…と
自覚がある方も少なくないと思います。

ウンウン、アーアー、ソウソウ、ハイハイと
言いながら、思い出せれば立派なものです。

1つ前のページで覚えた言葉を上から順に空欄に思い浮かべましょう。
タテに読むと「1ケタの数字」が4つ出ます。

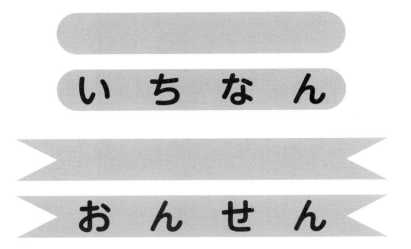

い ち な ん

お ん せ ん

コタエ _____

解けた今の気分に、○をしましょう。

解けた日　　月　　日

「海馬」の役割

海馬は、「一次記憶」を司る領域です。一次記憶とは、数秒間〜数十秒間程度の「即時記憶」や、数分以上の時間の経過を伴う「近時記憶」のことで、一度に記憶できる量は、「7±2個」（＝5〜9個程度）とされています。

※「手続き記憶（体で覚えるような技術に関する記憶）」や、「エピソード記憶（自伝的な思い出に関する記憶）」、「感情記憶（喜怒哀楽に関する記憶）」は、海馬ではなく「二次記憶」として、脳の各領域へ記憶の場所を移します。

第4章
ペアさがし
「後頭葉」の巻

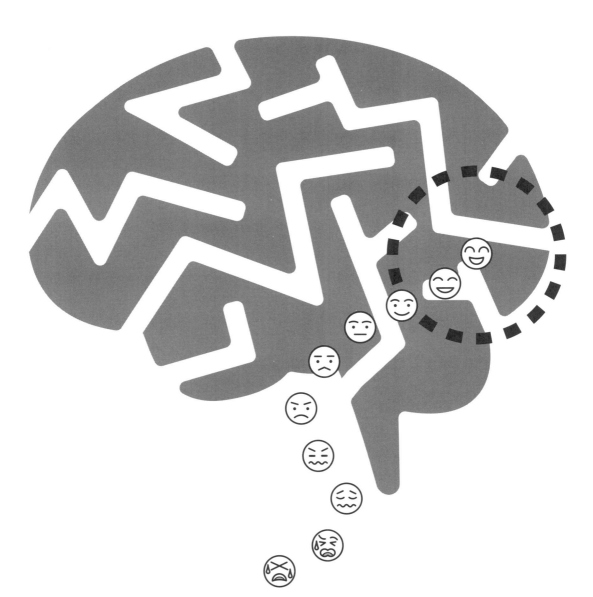

「ペアさがし」の解き方

同じ絵が2つずつあるので、それぞれ見つけてください。
ペアになる絵も向きが変わっていたり、
鏡に映したように反転していたり、さまざまなので注意しましょう。
ペアを探すと、1つだけ、
同じ絵がない（ペアになる絵がない）ものが残ります。
その残る1つを当てましょう。

例題

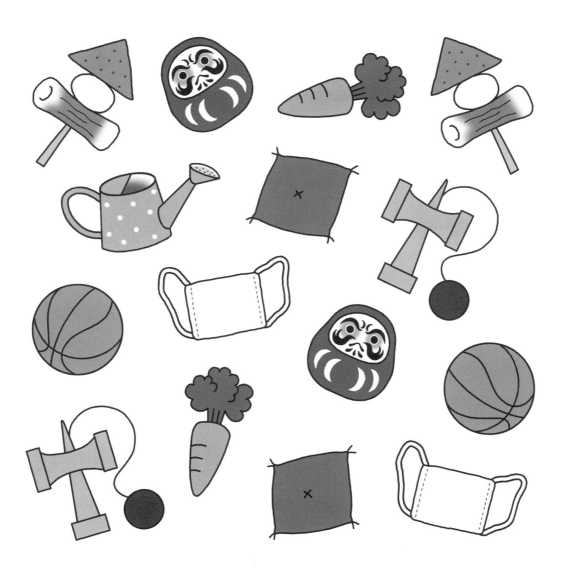

答え

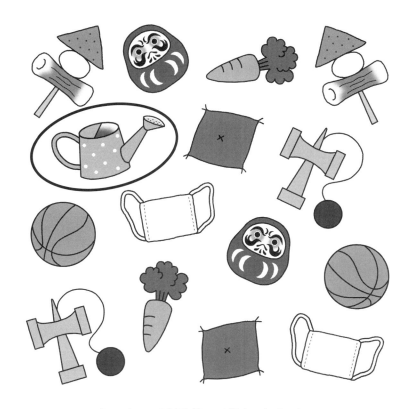

ジョウロが最後に残りました。

次のページから問題が始まります。最初の2問はヒントつきです。がんばって解きましょう！

ペアさがしの効果について→P.92
ペアさがしの答え→P.120

いっしょに解く
ペアさがし 1

2つずつある同じ絵を探して、残る1つを見つけましょう。

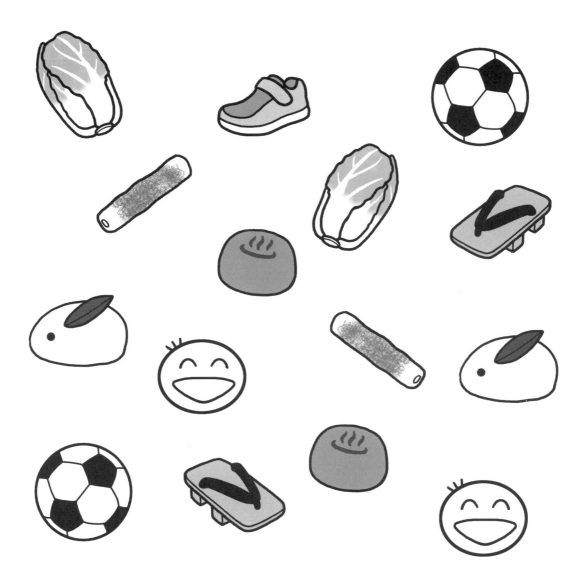

いっしょに解く

2組のペアを見つけました。
あとは自力でがんばってみましょう。

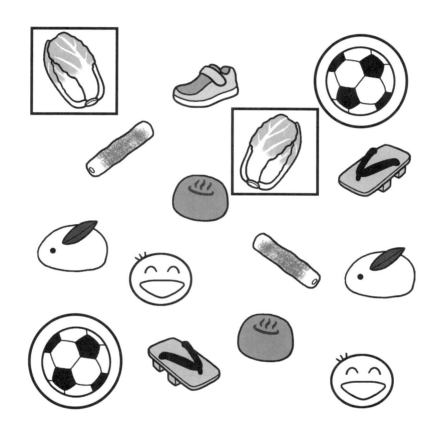

解けた今の気分に、○をしましょう。

解けた日 　月　　日

いっしょに解く
ペアさがし 2

2つずつある同じ絵を探して、残る1つを見つけましょう。

いっしょに解く

1組のペアを見つけました。
あとは自力でがんばってみましょう。

解けた今の気分に、○をしましょう。

解けた日　　月　　日

楽しく解ける
ペアさがし 3

2つずつある同じ絵を探して、残る1つを見つけましょう。

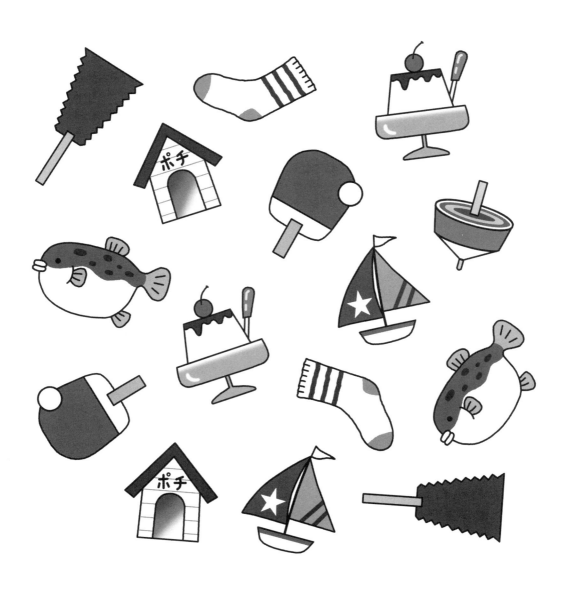

解けた今の気分に、○をしましょう。

解けた日　　月　　日

アタマ喜ぶ
ペアさがし 4

2つずつある同じ絵を探して、残る1つを見つけましょう。

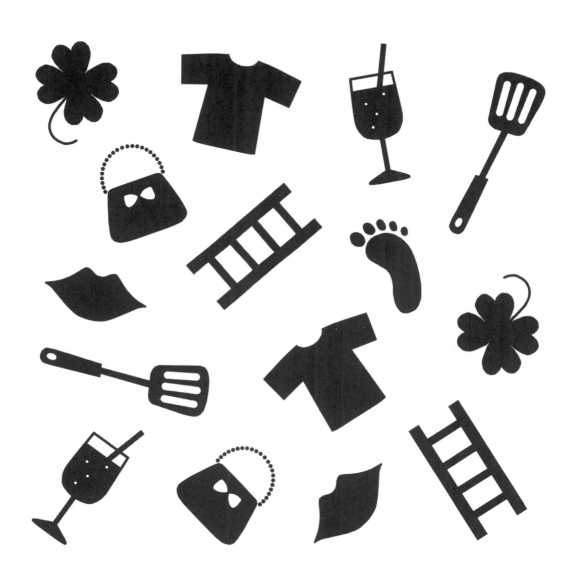

解けた今の気分に、○をしましょう。

解けた日　　月　　日

楽しく解ける
ペアさがし 5

2つずつある同じ絵を探して、残る1つを見つけましょう。

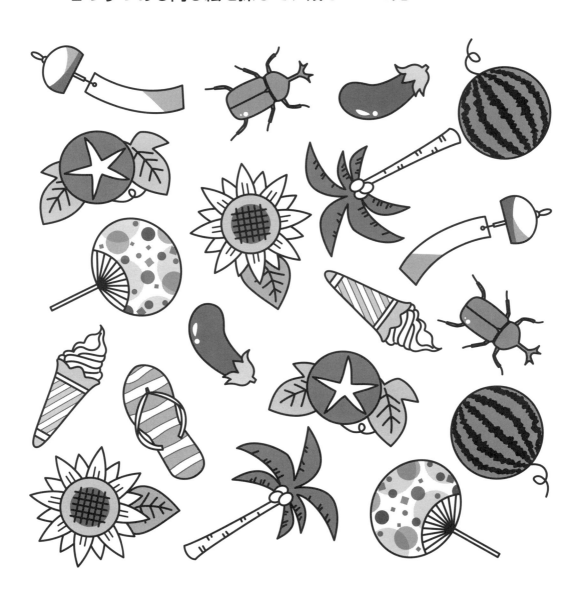

解けた今の気分に、○をしましょう。

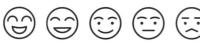

解けた日　　月　　日

アタマ喜ぶ
ペアさがし 6

2つずつある同じ絵を探して、残る1つを見つけましょう。

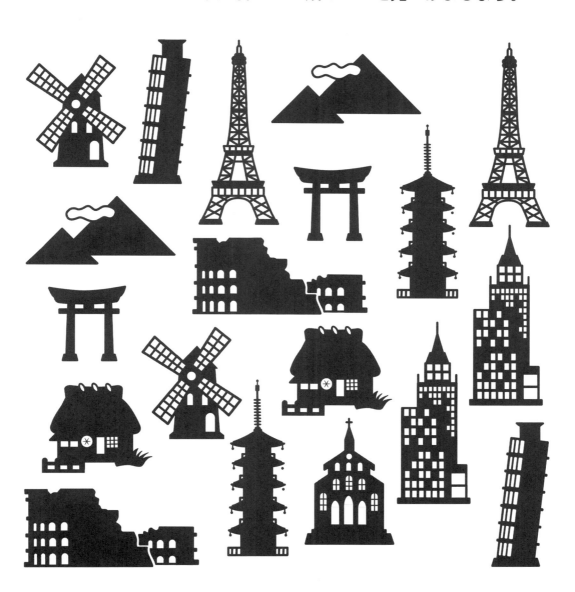

解けた今の気分に、○をしましょう。

解けた日　　月　　日

楽しく解ける
ペアさがし 7

2つずつある同じ絵を探して、残る1つを見つけましょう。

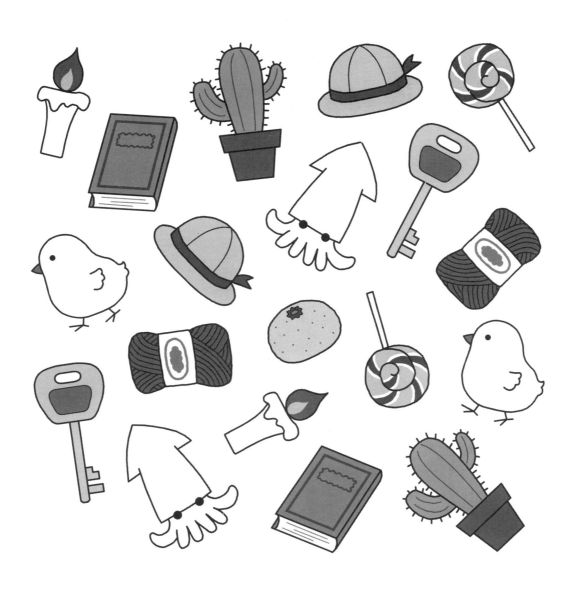

解けた今の気分に、○をしましょう。

解けた日　　月　　日

アタマ喜ぶ
ペアさがし 8

2つずつある同じ絵を探して、残る1つを見つけましょう。

解けた今の気分に、○をしましょう。

解けた日　　月　　日

楽しく解ける
ペアさがし 9

2つずつある同じ絵を探して、残る1つを見つけましょう。

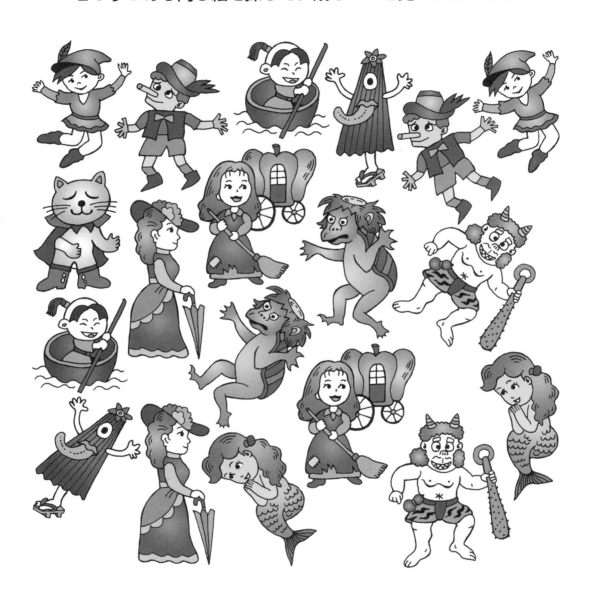

解けた今の気分に、○をしましょう。

解けた日　　月　　日

アタマ喜ぶ
ペアさがし 10

2つずつある同じ絵を探して、残る1つを見つけましょう。

解けた今の気分に、○をしましょう。

解けた日　　月　　日

楽しく解ける
ペアさがし 11

2つずつある同じ絵を探して、残る1つを見つけましょう。

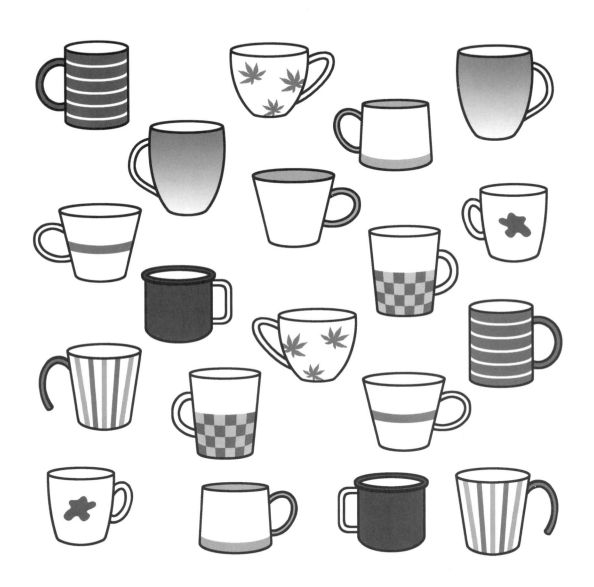

解けた今の気分に、○をしましょう。

解けた日　　月　　日

アタマ喜ぶ
ペアさがし 12

2つずつある同じ絵を探して、残る1つを見つけましょう。

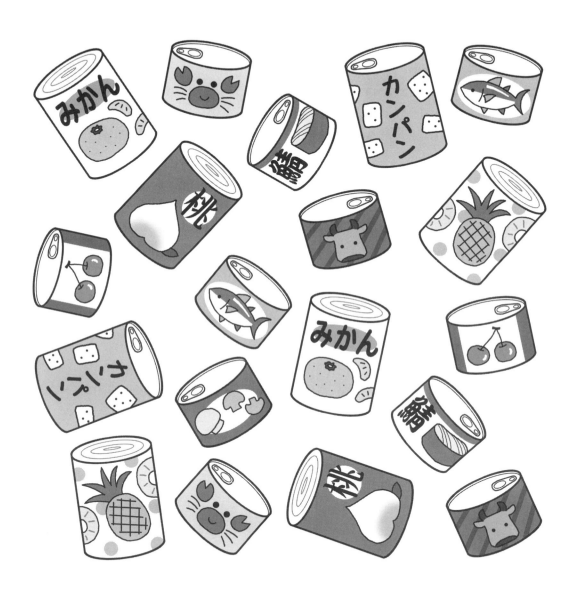

解けた今の気分に、○をしましょう。

解けた日　　月　　日

楽しく解ける
ペアさがし 13

2つずつある同じ絵を探して、残る1つを見つけましょう。

解けた今の気分に、○をしましょう。

解けた日　　月　　日

アタマ喜ぶ
ペアさがし 14

2つずつある同じ絵を探して、残る1つを見つけましょう。

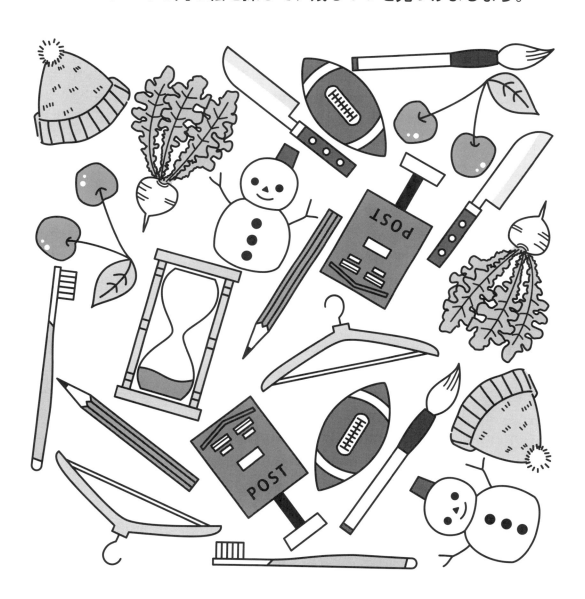

解けた今の気分に、○をしましょう。

解けた日 　　月　　日

「ペアさがし」の効果について

いかがでしたか？

「ペアさがし」は、
視覚に特化したプログラムで
あたまの後ろの「後頭葉」の
領域の活性化が期待できる
ペンシルパズルです。

日常生活の中では
道路標識や物の見間違い、人違いなどが
起こることがあります。

見間違いや勘違いは、
早とちりや思い込みが
大きな影響を与えるので、
しっかり、じっくりと落ち着いて
「指さし確認」することが大切ですね。

「後頭葉」の役割

後頭葉は、視覚処理を司る領域です。認知症のなかでも「レビー小体型認知症」の場合、後頭葉の血流低下を起こす可能性は50％とされており、実際にはないものが見えるという幻視や、実際にあるものを別のものに見間違える錯視などの症状が現れることがあります。

第5章
しろくろつなぎ
「前頭前野」の巻

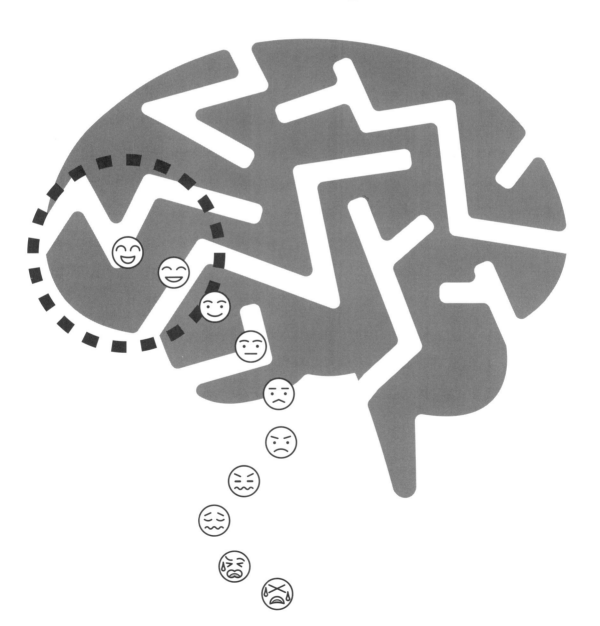

「しろくろつなぎ」の解き方

○と●を1つずつ、まっすぐな線でつなぐパズルです。
線はかならず点線に沿って引きます。線は交差しません。
すべての白丸と黒丸をペアにできたら完成です。

例題

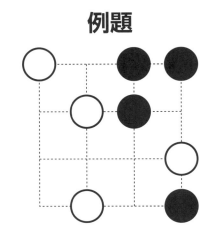

線は、縦か横にまっすぐ引いてください。曲がったり交差したりは×です。

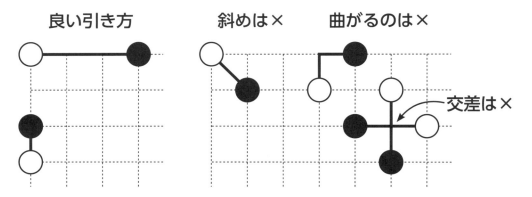

同じ色の丸どうしに引くのも×です。

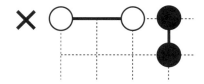

すべての○と●をペアにします。まずは、相手がいない丸に注目。左上の○は、下に線を引いても丸がいません。なので、右にある●までまっすぐ引きます。ペアになったものを丸く囲んでおくのも安心できるのでおすすめです。

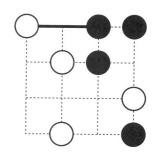

下辺にある○に注目。上に線を引くと○がいますが、同じ色どうしなので×。右に引きましょう。

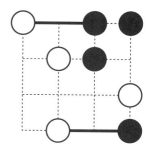

ここまで来ると、右辺にある●と○を縦につなぐしかありません。すると、上から2段目の○と●を横につなぐことになります。

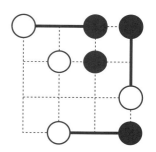

答え

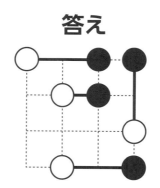

すべての●と○をまっすぐな線でペアにできました。これで完成です。

次のページから問題が始まります。最初の2問はヒントつきです。左側のページより、右側のページのほうが少し難しいかもしれませんが、がんばりましょう！

しろくろつなぎの効果について→P.112
しろくろつなぎの答え→P.124

いっしょに解く
しろくろつなぎ 1

最初の2問はポイントを説明しつつ、いっしょに解いていきましょう。

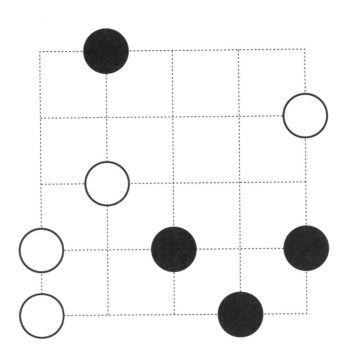

　1通りにしか線を引けないところから確実に決めていきます。最上段の●は、左右に丸がありません。なので下にある○とつなぐしかないですね。

いっしょに解く

右上にある○も、その下にしか丸がありません。線をつなげますね。

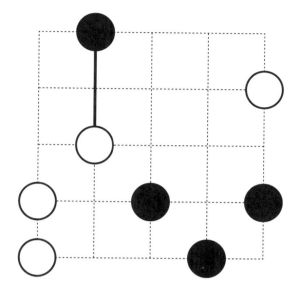

左下隅の○をその上にある○とつなぐと、同じ色どうしつなぐことになるのでいけません。右の●に線をつなぎましょう。あとは残り2つをつないだら完成です。

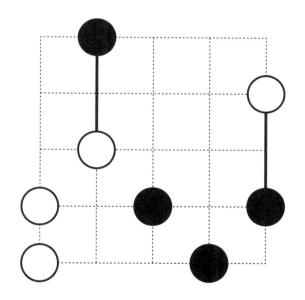

解けた今の気分に、○をしましょう。

解けた日　　月　　日

いっしょに解く
しろくろつなぎ 2

最初の２問はポイントを説明しつつ、
いっしょに解いていきましょう。

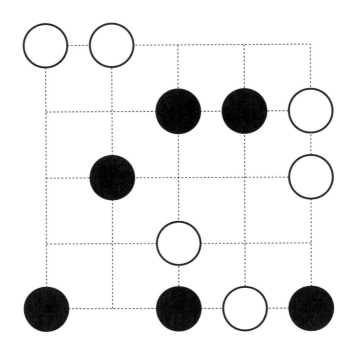

　まず、左上の○に注目しましょう。その右にあるのは○なので、下に線を引くしかありません。

いっしょに解く

上から2段目の、左にある●から右につなぐと、●どうしをつなぐことになっていけません。下に線を引きましょう。

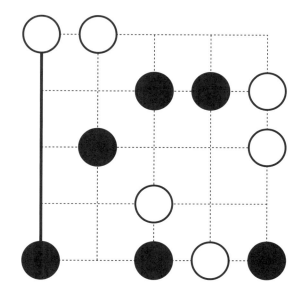

ここで上から3段目の●から右に線を引くと、今引いた線と交差してしまい、これはいけません。上の○に線をつなぎましょう。

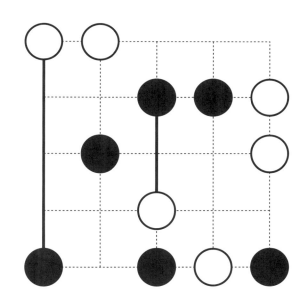

解けた今の気分に、○をしましょう。

解けた日　　月　　日

楽しく解ける
しろくろつなぎ 3

左上の○は、下に丸がないので右につなぎます。
右上の●もすぐつなげます。

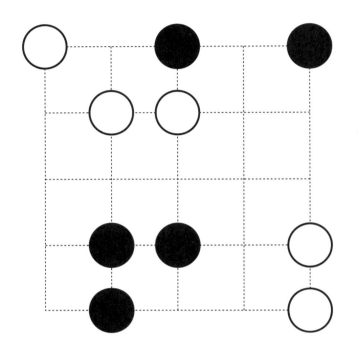

解けた今の気分に、○をしましょう。

解けた日　　月　　日

アタマ喜ぶ
しろくろつなぎ 4

左端の○は、つなぐ候補が少ない手がかりです。
右上の●3つもつなぎやすいですよ。

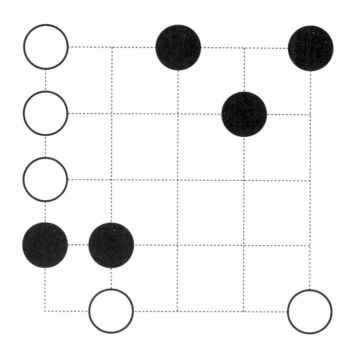

解けた今の気分に、○をしましょう。

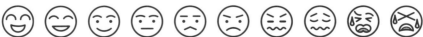

解けた日　　　月　　日

楽しく解ける
しろくろつなぎ 5

ワクが少し大きくなりましたが考えかたは同じ。
左上や右下の●が入り口になります。

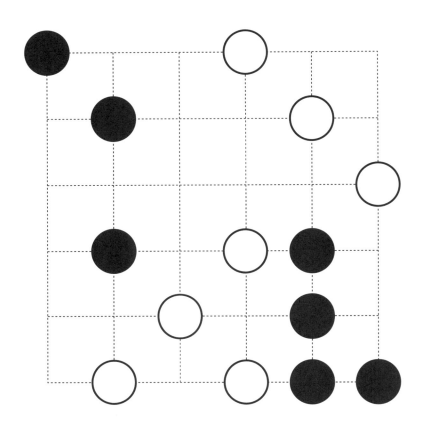

解けた今の気分に、○をしましょう。

解けた日

アタマ喜ぶ
しろくろつなぎ 6

左上の○、左下の○はすぐつなげます。
線が交わらないことにも気をつけましょう。

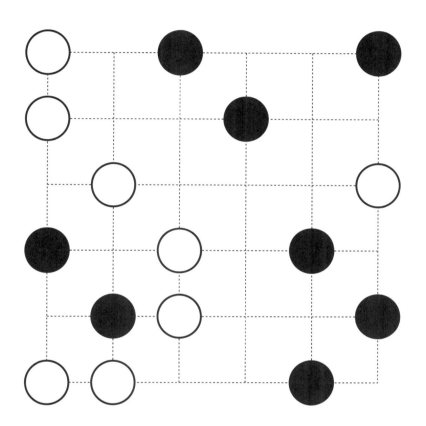

解けた今の気分に、○をしましょう。

| 解けた日 | 月　　日 |

楽しく解ける
しろくろつなぎ 7

左辺にある●は入り口になります。
下辺にある●もすぐつなげます。

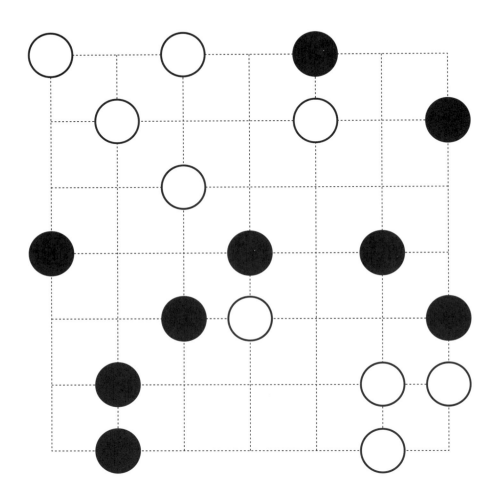

解けた今の気分に、○をしましょう。

解けた日　　月　　日

アタマ喜ぶ
しろくろつなぎ 8

右辺の●はつなぐ候補が複数あって決まりません。
確実に決まるところからつないでいきます。

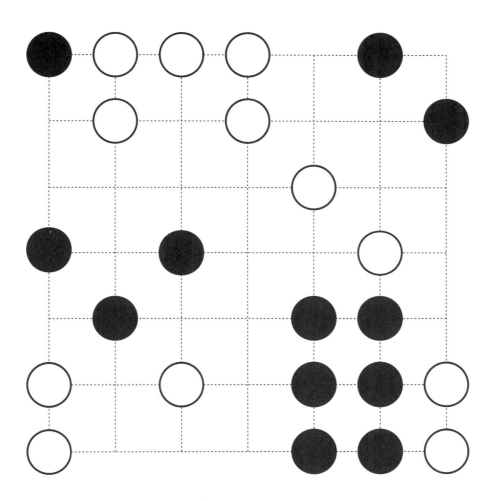

解けた今の気分に、○をしましょう。

解けた日　　月　　日

楽しく解ける
しろくろつなぎ 9

さらにワクが大きくなりました。
左上や左下が決まりやすいところです。

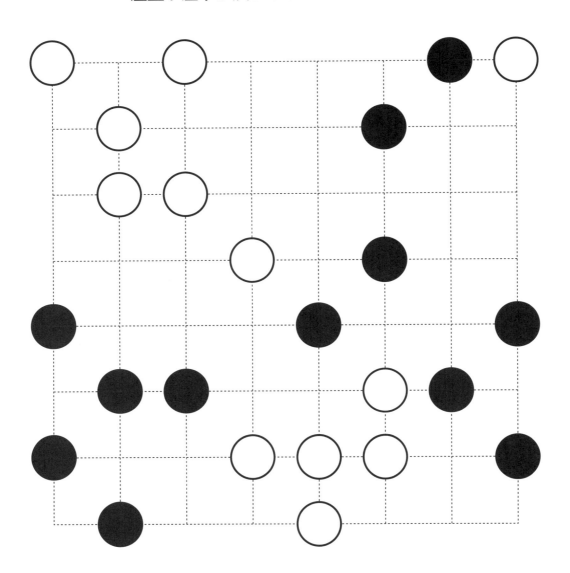

解けた今の気分に、○をしましょう。

解けた日　　月　　日

アタマ喜ぶ
しろくろつなぎ 10

左上、右上、右下はどれもまだ決まりません。
右側の、○が固まった場所に注目しましょうか。

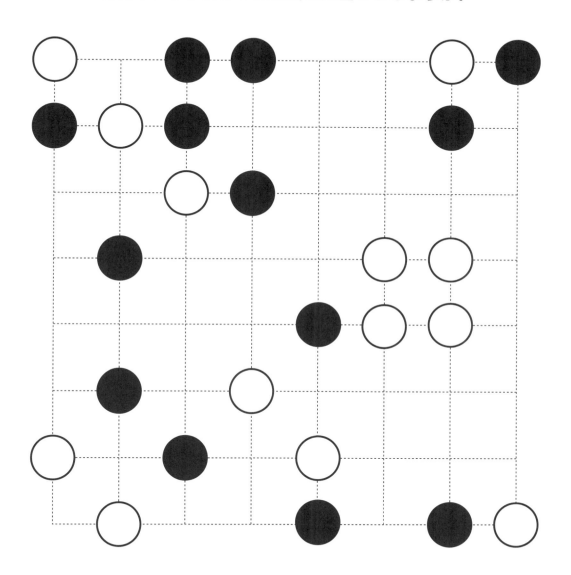

解けた今の気分に、○をしましょう。

解けた日　　月　　日

楽しく解ける
しろくろつなぎ 11

右上や右下の○は入り口になります。
最後、すべての丸がつなげたかどうかも気をつけましょう。

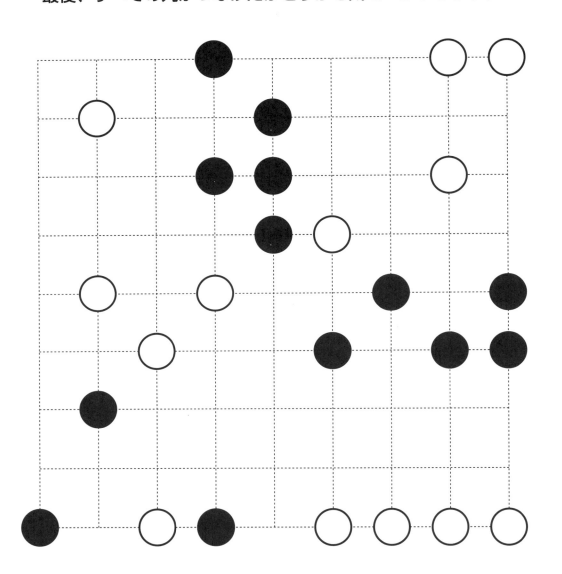

解けた今の気分に、○をしましょう。

解けた日　　月　　日

アタマ喜ぶ
しろくろつなぎ 12

あと3問になりました。
右上の○や、下辺の●が怪しいですね。

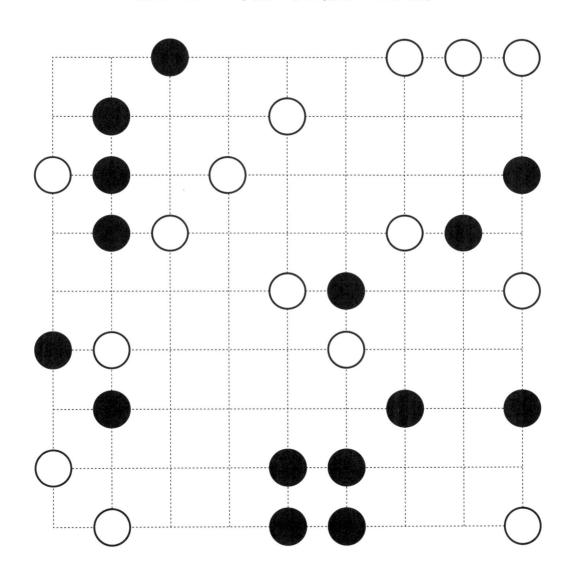

解けた今の気分に、○をしましょう。

解けた日　　月　　日

楽しく解ける
しろくろつなぎ 13

最後の2問はチャレンジ問題です。
これまでと同じ考え方で攻略しましょう。大丈夫です。

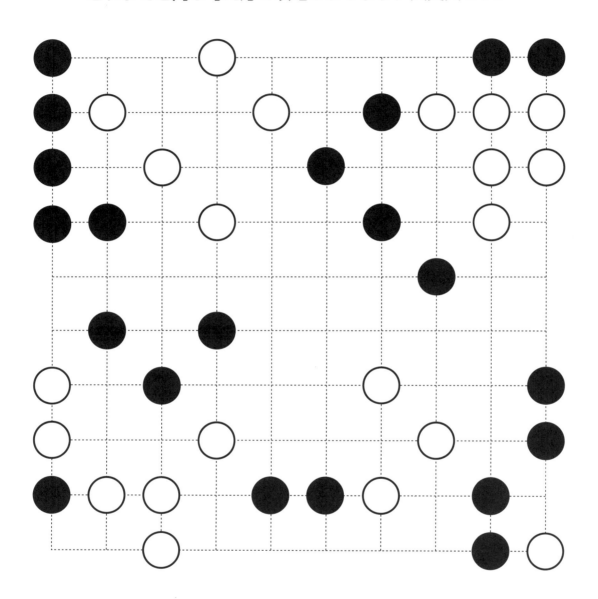

解けた今の気分に、○をしましょう。

解けた日　　月　　日

アタマ喜ぶ
しろくろつなぎ 14

決まる候補が複数あるところは後回しです。
確実なところから解いていきましょう。

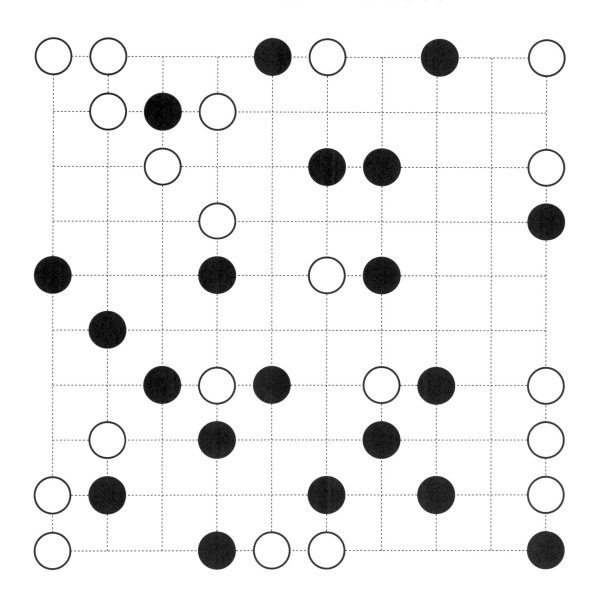

解けた今の気分に、○をしましょう。

解けた日　　月　　日

「しろくろつなぎ」の効果について

いかがでしたか？

「しろくろつなぎ」は、
白と黒をペアにするために
思考、判断、推理するもので
あたまの前「前頭葉（前頭前野）」の
領域の活性化が期待できる
ペンシルパズルです。

どんなに体が元気でも、
計画と行動の命令を下す
あたまの働きが苦手になれば
「要支援・要介護」という状態になります。

いつまでも
自分で考え計画し、
思い通りに行動したい
という「自立」への思いを
大切にしたいものですね。

「前頭葉（前頭前野）」の役割

前頭葉のうち、おでこ付近の領域は前頭前野と呼ばれ、注意・集中力、思考・判断力、社会性・道徳心（モラル）を司っています。人間らしさや、自分らしさは、この領域が大きく関与しています。

認知症について

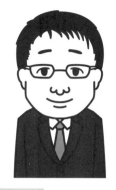

皆さん、ペンシルパズルお疲れ様でした。
最後に「認知症」の正しい理解と
対策について考えていきましょう。

認知症の症状は？

　認知症のなかで最も多いのは「アルツハイマー型認知症」で、認知症全体の約65％を占めています。ここでは、アルツハイマー型認知症の症状について順序良く学んでいきたいと思います。

初期：短期記憶（近時記憶・即時記憶）の苦手

　アルツハイマー型認知症になったとき、一番初めに脳の働きが低下する部分は、脳の横から入ったところにある「海馬（かいば）」という領域です。ここが障害されると「少し前の事（近時記憶）に対するもの忘れ」が出てきます。少し前と言っても、数分前から数日前とさまざまですが、「あぁ～」「そうだった」と思い出せず、「そんなことあったっけ？」と、体験そのものをすっかり忘れていることが多いのが特徴です。もちろん症状が進めば、「今さっきの事（即時記憶）に対するもの忘れ」も出てきます。

　この時期、併せて嗅覚が低下する方も少なくありませんので、記憶だけでなく、嗅覚の低下にも注意しておきましょう。せっけんの匂いや、料理の香り、汗のにおいや生ごみの臭いがしっかり分かるか、セルフチェックをしてみましょう。

初期から中期：縦・横・斜めの感覚と読み・書き・計算の苦手

　短期記憶の次に、あたまのてっぺん「頭頂葉」の働きが低下し、縦・横・斜めといった空間認識の処理が苦手になります。皆さんは、この絵を真似て、同じように書けますか？

この絵を真似て、
書いてみましょう。

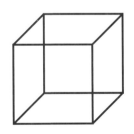
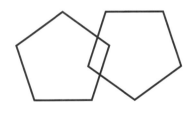

縦・横・斜めが苦手になると、文字を書くことが苦手になったり、道に迷うことが出てきたりします。文字を書こうとすると、誤字や脱字が出てきたり、文字の書き順がバラバラになったり、鉛筆を持つことそのものが嫌になったりします。道を歩くと自分の現在地が分からなくなり、探しているうちに行ったり来たりの「徘徊（はいかい）」という症状につながる方もいらっしゃいます。他にも靴の左右の確認や服のファスナーが上手くできないなど洋服の着こなしが苦手になってくる場合もあります。

　このような症状が起こる前に、頭頂葉の活性化をすることは、とても効果的です。
　アメリカの大学で実施された趣味活動と認知症の発症に関する研究では、何もしない場合と比べ、チェスなどのパズルゲームでは発症のリスクは0.26倍まで低下し、読書では発症のリスクは0.65倍に低下、クロスワードでは発症のリスクは0.59倍に低下したという結果も出ています。何事も楽しみながら楽しく取り組めることが大切ですので、まだまだ健康と思える頃から興味が湧いたものに挑戦してみると良いですね。

中期：聞き取り（＝リスニング）の苦手

　頭頂葉の次に、あたまの横に位置する「側頭葉」の働きが低下し、聞き取りが苦手になります。人との会話で、うまく単語が聞き取れないことから始まり、症状が進むと会話そのものの理解が難しくなります。実際にはビデオの早送りのように「早口」に聞こえるという認知症の方も少なくありません。あいまいな返事が返ってくるときには、うまく聞き取れなかったかも知れないと推測し、ゆっくりとした語りかけを行い、身振りや手振りなどのジェスチャーを意識しましょう。

中期から後期：体の動きの苦手

　頭頂葉による聞き取りの苦手の次に、あたまの前に位置する「前頭葉（運動野領域）」の働きが低下し、体の動きが苦手になります。日常生活の中では、安静にしていると手や足が小さく震えたり、動作そのものが遅くなったり、足の運びが小さくなったり、顔面の表情が硬くなり無表情に見えたり、食事に長い時間が必要になったり

します。私たちが見ると確かに遅い動きに見えたとしても、本人にとっては一生懸命急いでいる姿なのかも知れません。目に見えたままを感じるのではなく、相手の立場に立ち想像する精神的余裕が必要ですね。

後期：思考・判断、注意・集中力、社会性・モラルの苦手

後期に入ると、おでこ付近に位置する「前頭葉（前頭前野領域）」の働きが低下し、思考力・判断力の低下や、注意・集中力の低下、社会性・モラルの低下が起こります。

また、前頭前野は感情のコントロールも司っているため、易怒性（怒りっぽさ）が出現しやすくなる方もいます。

私たちが本人の「小さな不安」を放置したままにすると、その不安は、「不満（訴えが大きくなる）」→「不信（話を聞き入れてくれない人を不信に思う）」→「不穏（精神的な不安定さが募り感情のコントロールが効かず、落ち着くことが難しくなる）」という状態になります。

不安のサインは「ウロウロ、キョロキョロ、イライラ、ソワソワ」です。私たちは、小まめな目配りと気配りを忘れずにサポートすることが必要ですね。

私たちが忘れてはいけないこと

認知症を患った方は、「短期記憶」や「思考」や「行動」に苦手が出てきます。しかし、その苦手に対して、どうにか自己解決しようと自分なりに「努力」するものです。

例えば、認知症の方は、同じことを何度も言ったり、同じことを何度も聞いたりします。しかし、これは、「記憶の苦手を克服しようと努力している姿」でもあります。この本を一緒に解く時も、生活の様々な場面でも「何度も、繰り返し」ということがあると思います。しかし、これは本人の「努力の証」だと思っていただければ幸いです。

認知症の症状をどうにかしようとする姿に対して、私たちがやるべきことは、本人への不平や不満ではなく、どうすれば一緒に解決できるかを共に考える「努力」です。

この本が、みなさんの「笑顔」や「不安の解消」につながりますように。

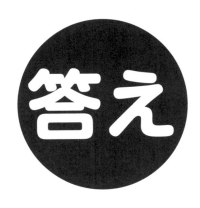

言葉さがし

1 「いかだ」でした。

2

3 「こむぎ(小麦)」でした。

4 「ふじさん(富士山)」でした。

5

6

答え

7
「スキー」でした。

8
「いちねん（一年）」でした。

9

10

11
「キリギリス」でした。

12
「マニラ」でした。

13

14

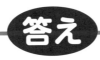

四角に切れ

1
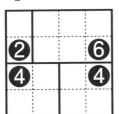

2
3
4
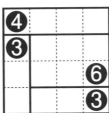
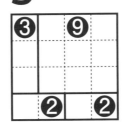
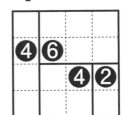

5
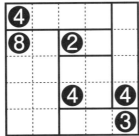

6
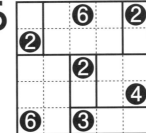

7
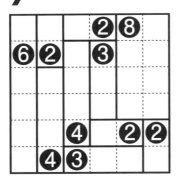

8
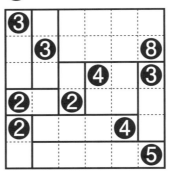

9
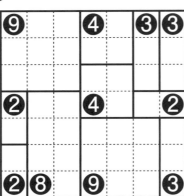

10
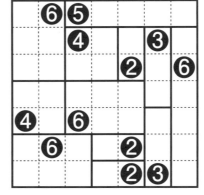

答え

11
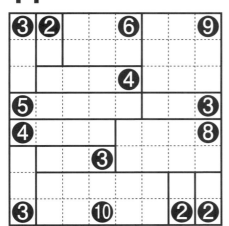

12
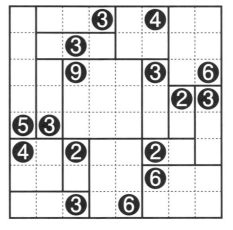

13
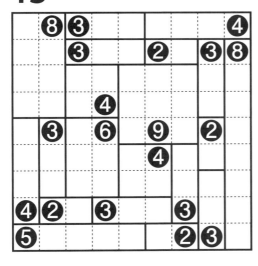

14
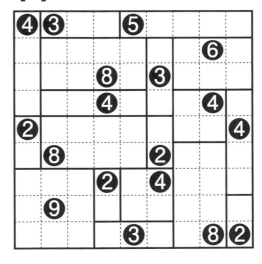

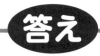

覚えて縦読み

1 くま
2 かき、くり
3 さる、ぞう
4 ろく、はち
5 ちば、しが、ぎふ
6 あじ、さば、ふな
7 ばら、うめ、きく
8 ぶた、さい、りす、ねこ
9 なし、びわ、もも、ゆず
10 いち、なな、よん、さん

ペアさがし

1

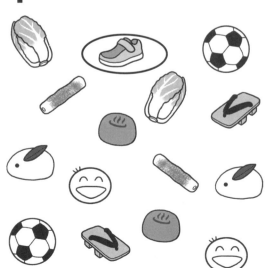

2

3
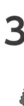
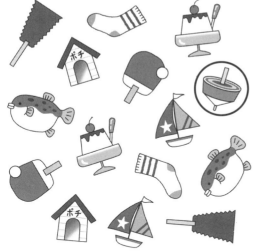

4

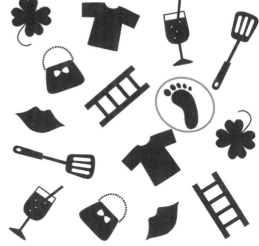

5

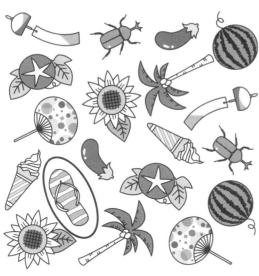

6

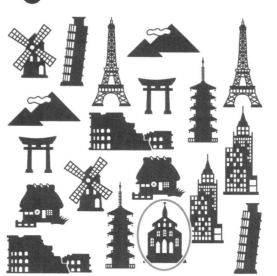

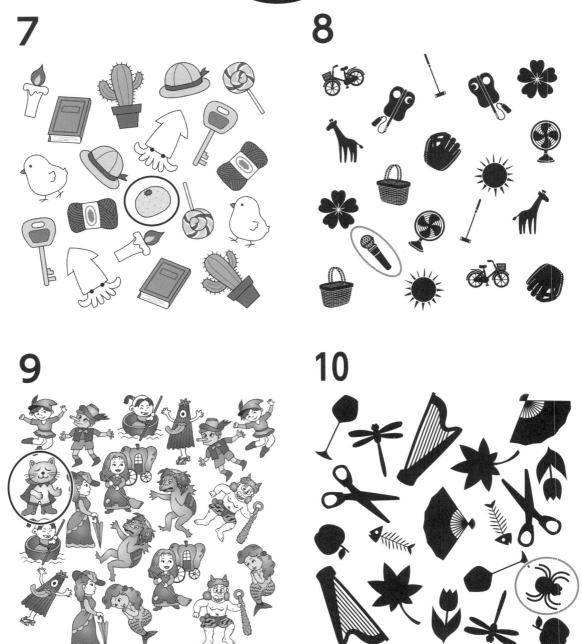

答え

11

12
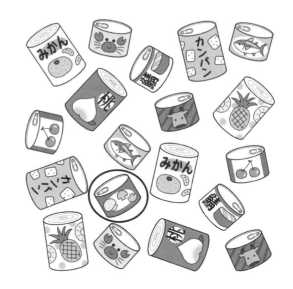

13
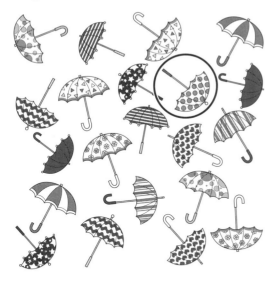

14
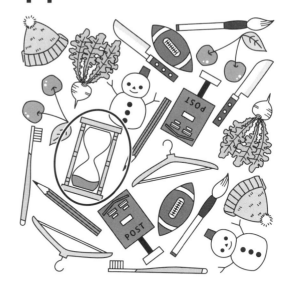

しろくろつなぎ

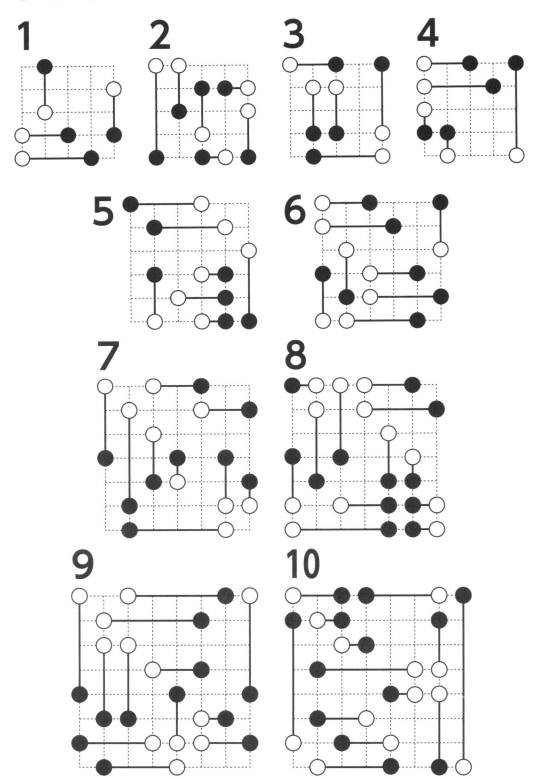

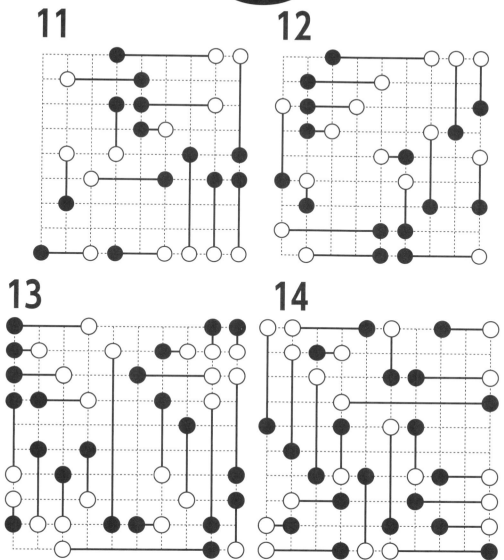

出版物案内

下記以外にもいろんな種類のパズル本がございます。
詳細はニコリホームページをご覧ください。

＊2018年6月現在　＊本の定価は「本体＋税」となります。

気がるにシークワーズ1

●新書判　●本体650円

シークワーズは「言葉さがし」と同じパズルです。いろいろなシークワーズの問題が60問以上載っています。

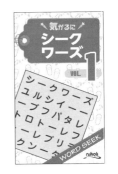

フレッシュ四角に切れ1〜10

●新書判　●本体各620円

「四角に切れ」の問題が100問載っています。10×10マス以上の、この本よりも歯ごたえある問題ばかりです。

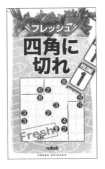

じぃじとばぁば　ようこそ数独！
数独練習帳1

●Ａ5判　●本体各500円

世界で遊ばれている「数独」の、とてもやさしい問題集。どちらも40問の数独が楽しめます。

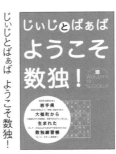
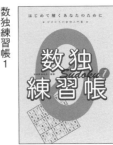

ニコリの本の入手方法

●ニコリの本は特定の書店にしか置いていませんが、お近くの書店でも注文いただけます。その場合、ニコリ発行「なになに」の「なん号」と注文してください。ただし注文後のキャンセルはできません。

●ニコリに直接注文する場合は、郵便振替（00110-9-82034）もしくは代金引換（手数料520円がかかります）が利用可能です。郵便振替の場合、本の代金（本体＋税）と送料（注文1件につき200円。なお本代の合計が5千円以上の場合は送料無料）を先にお送りください。

ザ・点つなぎ
1〜5

●Ａ４判　●本体各648円

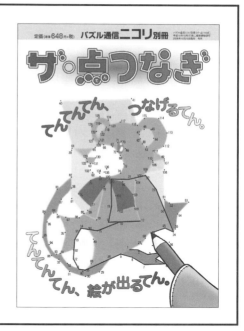

１から順に点をつなぐだけで、いろんな絵が現れるパズル「点つなぎ」だけの本です。大判で見やすい。

パズルひらめき四字熟語
パズルなるほど四字熟語

●Ａ５判　●本体各720円

「□脳□晰」のように、一部分が隠れた四字熟語を推理して埋めていくパズルの単行本です。

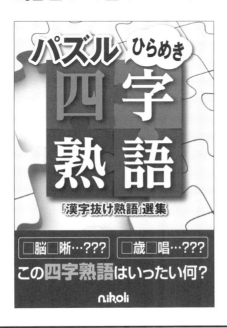
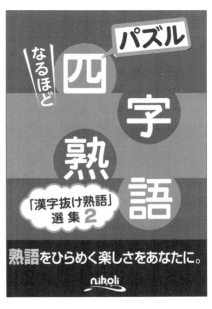

川畑智の
楽しく解けて
アタマが喜ぶパズル

nikoli PUZZLE

- ●監修　　　川畑智
- ●編集　　　ニコリ

2018年3月10日　初版第1刷発行
2018年6月6日　第　2　刷
- ●発行人　　　鍛治真起
- ●発行所　　　株式会社ニコリ

〒103-0007　東京都中央区日本橋浜町3-36-5-3F
TEL:03-3527-2512
https://www.nikoli.co.jp/
- ●表紙デザイン　　Yama's Company
- ●本文デザイン　　吉岡博
- ●印刷所　　　シナノ印刷株式会社

＊禁無断転載
＊乱丁・落丁本はお取り換えいたします。
　発行所にお送りください。

©2018 Satoshi Kawabata & NIKOLI Co., Ltd.
Printed in Japan
ISBN978-4-89072-797-1 C0076